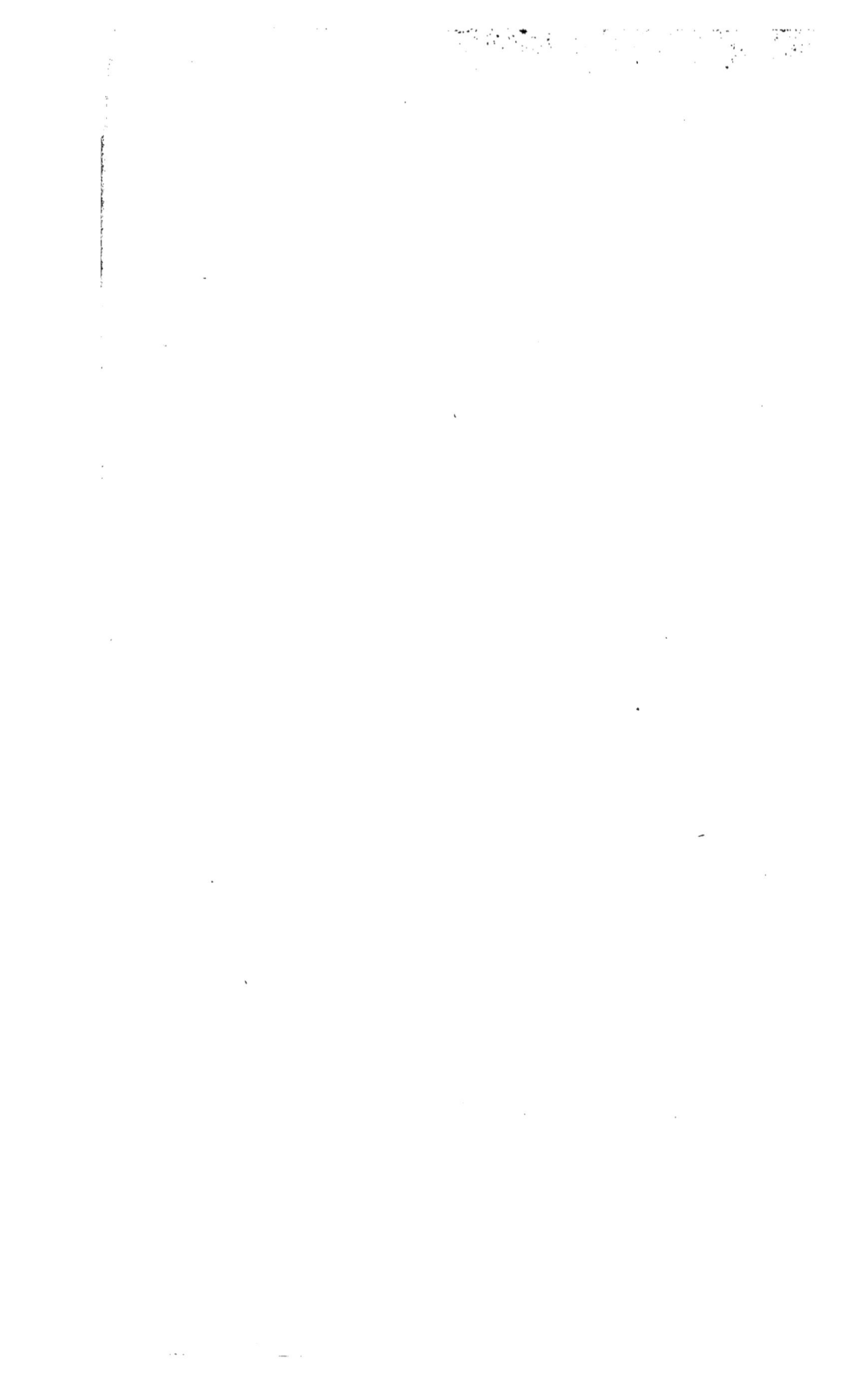

$Te \; {}^{125}_{8}$

DESCRIPTION

DU

FORCEPS INDICATEUR,

OU L'INSTRUMENT MOUSSE,

PRÉSENTANT SUR SES BRANCHES, D'UNE MANIÈRE CLAIRE ET
PRÉCISE, UN PETIT MANUEL D'ACCOUCHEMENT ANORMAL.

PAR M. AUDIBERT, DE VINS (Var),

DOCTEUR EN MÉDECINE DE LA FACULTÉ DE MONTPELLIER, MEMBRE
DES SOCIÉTÉS MÉDICO-CHIRURGICALES DE LA MÊME
VILLE, EX-CHIRURGIEN EMPLOYÉ DANS
LES HÔPITAUX CIVILS, MARITIMES
ET MILITAIRES.

Indocti discant, et ament meminisse periti!
HOR.

AVEC PLANCHES.

PARIS,

CHEZ JUST-ROUVIER, LIBRAIRE-ÉDITEUR,
RUE DE L'ÉCOLE DE MÉDECINE, N° 8,
ET LES PRINCIPAUX LIBRAIRES.

1833.

IMPRIMERIE DE DUCESSOIS,
Quai des Augustins, 55.

A

MES PARENS.

Amour, respect, reconnaissance.

AUDIBERT.

CONSIDÉRATIONS PRÉLIMINAIRES.

LES sciences et les arts agrandissent tous les jours leur domaine ; tous les jours l'esprit humain fait de nouvelles découvertes ; tous les jours il présente de nouvelles théories pour l'explication des faits. L'homme avide de connaissances voudrait beaucoup apprendre et tout retenir ; mais il ne peut parvenir à son but parce que sa vie est trop courte, sa mémoire trop infidèle. Ce que nous disons ici peut se rapporter à l'art des accouchemens; en effet, que de positions diverses l'étudiant n'a-t-il pas à apprendre? Que de manœuvres différentes, que de règles générales, que d'exceptions le jeune médecin n'a-t-il pas à retenir pour cette seule branche des sciences médicales? Les règles de la manœuvre des accouchemens et les diverses positions du fœtus arrivant par l'extrémité céphalique ou pelvienne, s'oublient avec la plus grande facilité. D'où peut provenir un oubli si prompt et si facile? C'est, 1° parce que ces règles sont des propositions, des phrases comme tant d'autres que l'on retient pendant quelques jours, mais que l'on oublie bientôt après en vertu de leur multiplicité et parce qu'on a rarement l'occasion d'en faire l'application. C'est, en second lieu, parce que ces règles présentent des exceptions qui sont encore plus difficiles à retenir. On sait, par exemple, que dans la manœuvre des pieds (lorsque ces parties se trouvent au dehors de la vulve), l'on doit toujours saisir chaque membre du fœtus avec la main qui lui correspond de nom, c'est-à-dire *le membre droit avec la main droite*, et *le membre gauche avec la main gauche*. Beaucoup d'individus n'oublieront peut-être jamais cette règle générale; mais, ces mêmes individus sont-ils bien sûrs de se rappeler quel est le bras qui doit être dégagé le premier? quelle est la main qui doit pousser l'occiput en haut, dans le mouvement de flexion de la tête? quelle est celle qui doit rapprocher le menton de la poitrine dans le même mouvement? Croit-on se rappeler facilement l'application variée des branches du forceps lorsque la tête du fœtus se trouve en directe, ou bien lorsqu'elle occupe l'une des deux diagonales? Je pense que toute personne, quelle que soit sa mémoire, est susceptible d'oublier, non-seulement les exceptions d'une règle, mais encore la règle générale elle-même. On oublie en général facilement ce que l'on lit; on retient assez long-temps ce que l'on a vu, et il est impossible de ne pas se rappeler ce qu'on a sous les yeux (je veux parler des formules tokologiques que nous présentons aujourd'hui); ces formules ont été imaginées dans le but unique de faciliter l'étude de la manœuvre, de rendre cette connaissance permanente et non instantanée, de servir, en un mot, d'*auxiliaire* à la mémoire; en effet, lorsque les règles relatives à la pratique d'un art sont nombreuses au point de surcharger la mémoire et de ne pouvoir rester sans cesse présentes collectivement à l'esprit de l'homme de l'art, dont le devoir est cependant de ne jamais les oublier; une nécessité impérieuse nous oblige à formuler ces règles pratiques, à les fixer, les graver pour toujours sur l'instrument même dont l'accoucheur doit être armé en assistant une femme en travail.

DESCRIPTION

DU

FORCEPS INDICATEUR,

Forme du Forceps indicateur.

La forme du *forceps indicateur* ne varie en rien de celle qui lui a été donnée par des accoucheurs modernes : les cuillères sont les mêmes ; ce sont celles de Levret.

Le manche de chaque branche présente deux surfaces : l'externe est polie et gravée en entier ; l'interne est quadrillée dans certains endroits, pour empêcher à la main de l'accoucheur de glisser sur le manche. Dans d'autres endroits, on voit des ovales, dans l'intérieur desquels se trouvent représentés en petit la forme des deux détroits, les diamètres de chacun d'eux, leurs dimensions, la forme de la tête du fœtus, ses principaux diamètres avec leur valeur, la direction des principales sutures, la situation des fontanelle, la forme de chacune d'elles, et enfin le nom qui correspond à chaque branche. (*Voir la planche* 1ᵉʳ.)

Chaque branche BB (*Fig. I , forceps indicateur en petit*) porte un crochet , dont un droit D renferme un fer de lance F pour perforer le crâne, et l'autre courbe , H, porte un crochet aigu A.

La largeur du manche quadrillé que nous adoptons, et qui appartient à M. Hatin, nous paraît très commode et très avantageux ; elle doit être préférée à ces manches étroits et polis qui glissent dans la paume de la main avec la plus grande facilité.

Avantages du Forceps indicateur.

Le forceps indicateur, par cela seul qu'il a la même forme , les mêmes dimensions, que les instrumens de même genre qui viennent d'être confectionnés dans ces derniers temps, doit, de toute nécessité, en posséder les mêmes propriétés. Il a sur les autres la grande supériorité d'emporter avec lui un petit manuel d'accouchement. On trouve sur la surface externe du manche, la boussole de l'accoucheur pour porter un bon diagnostic sur la position du fœtus arrivant par son extrémité céphalique. M. Velpeau s'exprime ainsi dans son traité de tokologie : « L'accoucheur doit toujours avoir devant ses yeux la direction des sutures

du crâne et la situation ainsi que la forme des fonta-
nelles pour bien apprécier la position de la tête.
Ces préceptes, que l'on trouve également dans tous
les bons auteurs, ont été rigoureusement observés
par nous. Notre forceps fraie à l'accoucheur, par un
seul regard, la voie qu'il doit suivre dans la manœuvre
soit à l'aide du forceps, soit à l'aide de la main seule;
il assure, pour ainsi dire, la possession de la manœuvre à celui qui le tient dans ses mains.

Il ne permet pas au jeune médecin qui a bien su,
mais qui ne sait plus qu'imparfaitement, il ne lui
permet pas, dis-je, de faire des *quiproquo*, de commettre des gaucheries. Les jeunes docteurs qui quit-
tent la capitale pour aller exercer dans les provinces,
sont-ils bien sûrs, après s'être exercés plusieurs fois
sur un mannequin, de se rappeler les diverses règles,
les divers mouvemens de la manœuvre, dans telle
ou telle autre position de l'enfant? Ne s'exposent-
ils pas à se trouver dans l'embarras, à faire des mé-
prises, si, un an ou deux ans après leur réception, ils
sont appelés, pour la première fois, pour aller terminer un accouchement laborieux?

Je suppose en effet qu'un cas pressant réclame la
présence d'un jeune accoucheur auprès d'une femme
en travail. Si le médecin a oublié la manœuvre du
cas qui se présente, dans quelle position ne va-t-il
pas se trouver! Il n'agira qu'en tremblant, et il com-
mettra peut-être les fautes les plus graves. Je pour-
rais citer ici à l'appui de ce que j'avance l'exemple

malheureux d'un médecin, qui, dans une présentation des bras, coupa, par oubli de manœuvre, et
pour terminer l'accouchement, les membres d'un
fœtus qu'il croyait mort à la vérité, mais qui était
plein de vie, puisque l'enfant est maintenant dans sa
quatrième année. J'en appelle à mes lecteurs; une
faute aussi grave aurait-elle pu être commise, si le
médecin avait été muni du *forceps indicateur?* nous
ne le pensons pas. L'accoucheur aurait vu qu'il fal-
lait, dans ce cas, commencer par saisir un lacs, et
non un instrument tranchant.

Loin de nous cependant la prétention de faire
croire que notre forceps dispense de suivre des cours,
de lire des ouvrages d'obstétrique, de faire la manœuvre sur un mannequin; il faut au contraire
avoir des notions plus ou moins étendues en accouchement, et savoir toujours reconnaître la position
du fœtus. Cette connaissance est de rigueur. De
même qu'en *médecine proprement dite*, il ne peut
exister de bonne thérapeutique sans diagnostic
(*Voyez* Rostan), de même en tokologie, il ne peut
exister de bonne manœuvre sans la connaissance de
la position du fœtus. Mais une fois la théorie bien
comprise et bien sue, une fois la manœuvre bien
faite et répétée, nos formules sont saisies avec la plus
grande facilité, et si la manœuvre d'un cas laborieux a été oubliée par celui qui a su, un seul regard
jeté sur notre instrument suffit pour le mettre sur la
bonne voie, et lui faire obtenir un résultat satisfaisant.

Passons maintenant aux objections nombreuses qui peuvent nous être faites. Quelque bonne que soit une chose, il suffit qu'elle soit nouvelle pour que l'auteur soit assiégé d'objections. Nous allons en parcourir quelques-unes et les réfuter successivement.

« Votre instrument, nous dira-t-on, est beaucoup plus cher que les autres; il ne peut, il ne doit en aucune manière avoir la préférence. »

Notre forceps coûte à la vérité quatorze francs de gravure en sus du prix du forceps ordinaire; mais cette modique somme ne peut point empêcher celui qui va faire son entrée dans la carrière pénible de la médecine, celui qui est jaloux de son état et qui est peu confiant en sa propre mémoire, de faire confectionner un semblable instrument, parce qu'il trouve une foule d'idées tokologiques dans très peu d'espace, parce qu'il a, pour ainsi dire, constamment sous les yeux un petit manuel d'accouchement, parce qu'il est dispensé d'acheter ce même manuel et de perdre beaucoup de temps à le lire, sans retenir pour cela ce qui s'y trouve contenu. Il épargne en outre à l'étudiant et au praticien futur le paiement d'une troisième, d'une quatrième, d'une dixième manœuvre. Il faut en effet (disons le mot) payer dix fois la manœuvre, je ne dirai pas pour la savoir, mais pour avoir seulement l'avantage de ne l'oublier qu'un peu pus tard,

Quant à nous, nous sommes bien loin de croire

avec quelques professeurs d'accouchement qu'il faille répéter dix fois, vingt fois la manœuvre sur un mannequin pour bien la savoir. Lorsqu'on a fait une fois ou deux la manœuvre avec attention, il est impossible de l'oublier, nos formules étant sous les yeux de l'opérateur. La manœuvre des accouchemens n'est pas aussi difficile qu'on se l'imagine. J'ose dire qu'on sait presque tout, lorsqu'on sait terminer un accouchement en première des pieds, à l'aide de la main, et un autre à l'aide du forceps, la tête se trouvant arrêtée en directe au détroit supérieur. Il n'existe en effet qu'une seule manœuvre des pieds, en en connaissant une, on connaît toutes les autres. Lorsqu'on sait bien faire la manœuvre d'une position directe, au détroit supérieur, à l'aide du forceps, on sait faire toute les autres, on n'a qu'à retrancher quelques mouvemens. Ainsi, par exemple, la manœuvre d'une position diagonale de la tête au détroit supérieur, n'est autre chose que la manœuvre d'une position directe au même détroit, moins les deux premiers mouvemens de cette dernière manœuvre. Lorsqu'on fait la version proprement dite, on va comme l'on peut, et non, comme le disent toujours les livres et les professeurs, à la recherche des pieds, et l'on fait une première ou une seconde, ce qui ne signifie à peu près qu'une seule et même chose. Si le tronc est en travers, on ramène vers le centre l'une des deux extrémités du fœtus, et l'on laisse terminer le travail à la nature, si on le juge convenable, ou bien l'on vient à son secours, soit à l'aide du forceps, soit à l'aide de la main.

Lorsque l'étudiant ou le jeune médecin ont oublié la manœuvre qu'ils ont faite plusieurs fois, ils n'ont pas pour cela oublié la manière d'exécuter les mouvemens qui composent cette manœuvre, parce qu'il n'en existe que cinq comme nous le verrons plus tard, mais ils ont oublié ces mouvemens, ils ont interverti leur ordre; car, on peut très-bien savoir faire une chose, et oublier de faire cette chose, ou bien ne pas la faire en temps et lieu. C'est ainsi que l'on manque, pour ainsi dire, la manœuvre, parce qu'on introduit la main droite pour la main gauche, et, *vice versâ*, parce qu'on commence par faire tel mouvement à place de tel autre, parce qu'on oublie de faire un mouvement, ou bien qu'on en fait un de plus. Il nous sera nullement difficile de prouver que notre forceps empêche de commettre de pareilles erreurs; nous avons en conséquence le droit de conclure qu'il vaut bien quelques francs de plus que tous les autres.

Une deuxième objection peut nous être faite :

« Il faut pour entendre vos formules avoir quelques connaissances sur la géométrie, sur la dynamique même, et tous les accoucheurs présens et futurs ne possèdent pas ces deux sciences; votre instrument n'offrira donc pas à ceux-là plus d'avantage que le forceps ordinaire. »

La manœuvre étant basée sur le mécanisme de

l'accouchement naturel , l'accoucheur doit de toute
nécessité connaître ce mécanisme, sans cette connaissance , il ne fera rien de bon ; il n'agira qu'en *em-
pirique,* et nous pourrons le ranger dans la classe de
ceux qui se mêlent de traiter des malades sans connaissances anatomiques et physiologiques. Il faut
donc bien connaître le mécanisme de l'accouchement naturel. He! bien, je soutiens qu'un étudiant,
qu'un jeune médecin , qui n'a aucunes notions géo-
métriques , qui ne sait ce que c'est qu'un plan , une
ligne , une circonférence, ne peut point comprendre
dans un ouvrage d'obstétrique le mécanisme de
l'accouchement naturel, si l'auteur traite surtout
cet article avec un peu de profondeur et un certain
développement. Il ne pourra jamais comprendre que
deux plans, qu'il ne voit pas, passeront dans l'acte
du travail, d'un état d'obliquité à un état de parallé-
lisme ; il ne pourra non plus concevoir qu'une ligne
(un diamètre quelconque) dont il n'a aucune idée,
sera tantôt oblique, tantôt parallèle, tantôt verticale à une autre ligne ; du reste , tous les étudians ,
tous les jeunes médecins actuels ont des notions plus
ou moins étendues sur cette branche des sciences po-
sitives. Ils savent tous ce que c'est qu'un plan , une
ligne , une solide, une circonférence.

Quant à la dynamique, quoique cette branche de
la statique proprement dite ne soit pas nécessaire
pour entendre nos formules , cependant, si nous em-
pruntons un signe à cette science (une flèche par

exemple), ce signe sera toujours facile à saisir parce qu'il est connu de tout le monde. On s'en sert en effet, en physique, en géographie, en accouchement (M. Dugès et autres). La valeur de ce signe est même à la portée du vulgaire puisqu'il est destiné, sur certaines élévations, à faire connaître la direction du vent.

Troisième objection.

« Vos formules n'étant point applicables en vertu de leur grandeur et de leur multiplicité, à tous les forceps, vous ne pouvez pas exiger qu'un accoucheur se serve de votre instrument de préférence à celui qu'il a déjà adopté ; vous ne pouvez pas exiger non plus qu'il adopte vos formules, car vouloir faire adopter vos formules, c'est vouloir faire rentrer tous les accoucheurs dans votre manière de faire la manœuvre. »

Nous répondons à ceci :

Nos formules sont applicables à la majorité des forceps, à ceux même dont le manche serait en bois, car il y a toujours possibilité d'adosser sur un manche en bois une plaque de cuivre sur laquelle se trouveraient gravées les formules tokologiques que nous présentons aujourd'hui. Ces formules peuvent être considérablement réduites et rétrécies par l'habileté du graveur, et par conséquent pouvoir être appliquées sur un manche de forceps ordinaire. Quant à ceux qui condamneront notre instrument par la raison seule que nos formules ne seront point applicables au

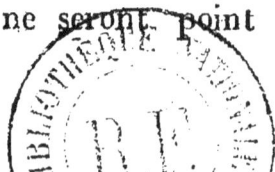

2

manche étroit et lombricoïde de leur forceps, ils de-
vront, avant d'en venir à une critique tant soit peu
fondée, nous prouver que le manche rétréci et à faces
polies qu'ils adoptent, est plus commode et offre
plus d'avantage que celui que l'on fabrique journel-
lement dans les forges de M. Charrière.

Pour répondre au deuxième point de la même objection, nous disons que nous ne voulons faire adopter ni notre forceps ni nos formules ; mais nous pro-
posons l'emploi d'un forceps emportant avec lui des
formules tokologiques ; par ce moyen chacun aura
toujours ses mêmes idées en accouchement. Véritables
protées, les formules obstétricales peuvent être mo-
difiées, changées et s'accommoder ainsi à la manière
de voir de tous les accoucheurs. Celui qui a ses raisons
(et ses raisons peuvent être aussi valables que celles des
autres), celui, dis-je, qui a ses raisons pour faire de la
main droite ce que l'autre fait de la main gauche, *et
vice versâ*, trouvera (s'il veut s'adresser à nous),
la formule applicable à sa manœuvre : nous ne pré-
tendons rien changer, rien faire de nouveau. Nous
présentons un forceps connu, forceps dont la forme
et les dimensions nous paraissent commodes et avan-
tageuses pour bien exécuter les divers mouvemens et
nous exposons sur ses branches d'une manière laconi-
que, la manœuvre de plusieurs accoucheurs (de
M. Hatin principalement), celle que nous avons crue
préférable à toutes les autres.

De nouvelles objections peuvent nous être faites,

mais nous ne devons pas nous amuser à des inutili-
tés en les réfutant. Nous terminons donc ici nos gé-
néralités sur notre forceps et sur nos formules; toutes
les personnes qui en en reconnaîtront l'utilité, ne doivent pas balancer à les adopter et à sacrifier quelques
heures de temps pour se familiariser avec la signification des abréviations choisies.

Enfin avec du temps et de la réflexion nous croyons
avoir fait un rapprochement heureux, et être parvenu à réduire à sa plus simple expression le tableau
synoptique de la manœuvre.

Nous nous attendons à une critique, verbale
peut-être, dans quelques cours publics d'accouchement, ou bien par écrit; mais de quelque part que
nous vienne cette critique, sans la rechercher nous
ne la redoutons pas, parce que nous sommes pleine-
ment convaincu que nous présentons du bon pour
une infinité de personnes, et rien de mauvais pour
les individus qui n'accorderont aucune valeur à nos
formules; nous prions seulement nos lecteurs de
ne pas se laisser influencer par une grande ou petite autorité, mais d'examiner attentivement et de
bonne foi ce qui a été pour nous le sujet d'une
assez longue méditation. Nous les prions de croire
que l'esprit de la nouveauté ne nous a point dirigé
dans notre travail; nous avons eu seulement la bonne
intention de faciliter l'étude de la théorie de la manœuvre, d'aider les mémoires ingrates, les mémoires
ordinaires, celles dites heureuses; d'être utile, sinon

aux vieux praticiens et aux professeurs , du moins aux étudians, à nos jeunes confrères, et à tous les médecins médiocres; tel a été notre but: heureux si nous y sommes parvenu !

DESCRIPTION ABRÉGÉE DE LA PLANCHE I.

Les deux grandes figures quadrillées représentent les faces externes du manche du forceps; chaque face renferme quatre ovales. Dans les uns (branche droite), on voit distinctement les deux détroits : le supérieur et l'inférieur. Les diamètres du détroit supérieur sont : le sacro-pubien, égale quatre pouces (SP = 4P) ; le diamètre oblique égale quatre pouces et demi (OB = 4 $\frac{1}{2}$); le bisiliaque égale cinq pouces (BI = 5) ; les diamètres du détroit inférieur sont le cocci-pubien (CP = 4); le bi-sciatique (BS = 4); le diamètre oblique (OB = 4). Ils ont tous quatre pouces d'étendue ; le premier seulement peut être augmenté d'un pouce pendant l'accouchement (voyez le signe +P, qui signifie plus un pouce) ; le signe suivant ±, qui se trouve à côté de la circonférence de l'ovale, indique que ces dimensions peuvent varier, soit en plus (+), soit en moins (—).

L'autre face (branche gauche), présente encore quatre ovales: dans l'un se trouve le nom de la branche; les deux ovales moyens contiennent: l'un la tête du fœtus avec ses principaux diamètres, savoir: l'occipito-frontal, l'occipito-mentonnier, l'occipito-breg-matique, et le bregmato-basilaire ; l'autre renferme l'ovale supérieur de la tête du fœtus, la fontanelle antérieure, qui est lozangique, et la postérieure, plus petite, qui est triangulaire. On y remarque encore les principales sutures, savoir : la sagittale, qui s'étend de la racine du nez à la fontanelle postérieure; la suture lambdoïde, qui paraît être la bifurcation de la sagittale, et la coronale, qui coupe à angle droit la suture sagittale. Au milieu de l'ovale se trouve le diamètre bi-pariétal. L'ovale supérieur renferme la valeur de chaque diamètre. Le forceps indicateur est représenté en petit fig. I. Nous en avons déjà parlé (*voyez* Hatin pour de plus longs détails). Nous décrirons plus bas la formule E, qui représente la version des pieds. Nos lecteurs étant censés avoir suivi un ou plusieurs cours d'accouchemens, nous n'entrerons pas dans les petits détails, parce que nous sortirions de notre plan. Du reste, notre intention n'est pas de répéter ce qui a été dit par une infinité d'auteurs ; nous allons passer de suite à l'exposition de la manœuvre des accouchemens contre nature.

ACCOUCHEMENT ANORMAL A L'AIDE DE LA MAIN.

Description de la formule A.

Le contour de cette figure représente le détroit supérieur du bassin. Le point supérieur s correspond à la base du sacrum (b. sac.), et le point p qui lui est diamétralement opposé correspond au pubis. Si nous joignons par la pensée ces deux points par une ligne s p, et si nous faisons passer par cette ligne un plan vertical, nous aurons divisé le bassin en deux parties à peu près égales et symétriques, l'une *droite*, et l'autre *gauche*. En dehors du contour de notre formule se trouve la nomination des six positions principales 1, 2, 3, 4, 5, 6, ainsi que le nom des deux cavités (C. C. D. et C. C. G.) et des deux articulations *droites* et *gauches* (A. S. I. D. et A. S. I. G.). La lettre grand G représente le côté gauche du bassin de la mère, et la lettre grand D représente le côté droit du même bassin.

PRÉSENTATION DES PIEDS AUX DEUX DÉTROITS.

Comme la manœuvre est la même aux deux détroits, comme elle se fait de la même manière à droite et à gauche, nous allons seulement nous occuper des positions qui se trouvent dans la moitié gauche du détroit supérieur.

Les pieds peuvent se trouver, non seulement dans les deux positions admises par les auteurs, pour le côté gauche du bassin, c'est-à-dire en 1ère et en 4ème; mais encore ils peuvent affecter autant de positions

différentes qu'il y a de points sur le demi-cercle latéral gauche du bassin ; cependant, pour nous conformer
à l'usage, nous n'avons mis que deux positions (1ère et
4ème) dans la partie gauche du bassin. Ces positions se
trouvent sur notre formule. On voit à l'articulation
sacro-iliaque gauche un pied en 4e position. Une
petite flèche qui se trouve en dedans indique sa direction. La queue de la flèche correspond au talon,
et la pointe aux orteils. Nous n'avons pas besoin de
dire qu'un seul pied en représente deux, et que la
direction de l'un donne la direction de l'autre. La
même chose a lieu pour la présentation des genoux en
4e au détroit supérieur.

Les six positions principales que peuvent affecter
les pieds et les genoux sont représentées par deux
flèches pour chaque position ; l'une appartient aux
pieds, et l'autre aux genoux ; il y a par conséquent
12 flèches, savoir : 4 à droite, 4 à gauche, et 4 mé-
dianes, dont 2 correspondent au sacrum, et 2 au
pubis.

Les deux petites séries de points qui partent, l'une
du pied, l'autre du genou ; qui se confondent bientôt à la flèche x pour venir prendre la direction de
la flèche D, signifient que les positions en 4ème des
pieds et des genoux doivent venir se changer en 1ère,
et se terminer de même à l'aide de la main droite.
La flèche x légèrement recourbée représente l'arc
de cercle que doit décrire la main droite de l'accoucheur, pour changer en 1ère la 4ème position.

Lorsque les genoux se présentent au détroit inférieur, on doit dégager les jambes à l'aide du lacs ou
bien du crochet à angle droit, et terminer ensuite
l'accouchement comme nous allons bientôt l'indi-
quer.

Il est inutile de donner l'explication de ce qui se
trouve dans le demi-cercle droit du bassin ; on voit
d'un seul coup-d'œil que la position postérieure et
droite (3ᵉ) doit être changée en 2ᵉ, et qu'on doit manœuvrer ici de la main gauche en faisant suivre à
toutes les positions droites la direction de la flèche ɢ.

Si maintenant les pieds ou les genoux se présentent sur le plan médian en 5ᵉ ou 6ᵉ position, l'accoucheur a la faculté d'introduire dans les parties
génitales, la main droite ou gauche (M D ou G) seulement, s'il introduit la droite, il doit changer la
position directe en 1ʳᵉ diagonale (*voyez* la ligne
pointillée qui part du point D et qui va aboutir à la
flèche ᴅ), et manœuvrer avec cette même main
droite.

Si au contraire il introduit la main gauche, il doit
changer la position directe en 2ᵉ diagonale (*voyez*
encore ici la ligne pointillée qui s'étend du point
G à la flèche ɢ), et manœuvrer avec la main gauche.

En résumé, dans toutes les positions latérales
gauches, l'accoucheur doit réduire en 1ʳᵉ, et agir
avec la main droite. Dans toutes les positions latérales droites, il doit réduire en 2ᵉ et manœuvrer avec
la main gauche. Dans les positions directes, il intro-

duit dans les parties l'une ou l'autre main, et réduit en 2ᵉ s'il introduit la main gauche, et en 1ʳᵉ s'il introduit la main droite.

Ces règles générales sont applicables aux deux détroits pour les pieds ; au détroit supérieur seulement dans la présentation des genoux. Au détroit inférieur on a besoin d'un crochet, ou mieux d'un lacs, pour dégager les jambes, et terminer ensuite comme dans une simple présentation des pieds.

MANOEUVRE DES PIEDS EN 1ʳᵉ AVEC LA MAIN DROITE.

Lorsque les eaux sont écoulées par la rupture des membranes, lorsque le col de la matrice est bien dilaté, l'accoucheur doit choisir le temps le plus opportun pour pénétrer dans les parties (momens de repos de la matrice en général), il ne doit pas oublier que les membres doivent être entraînés dans le sens de leur flexion naturelle et dans l'adduction ; il a ensuite soin d'enduire sa main d'un corps gras, et il l'introduit ensuite méthodiquement, c'est-à-dire en travers, et en suivant la direction des axes. Il saisit ensuite les pieds par derrière, et les attire en bas (*voyez* vis-à-vis 1, et en haut de la branche du forceps, la flèche dirigée de haut en bas, et la lettre P qui signifie *pieds*. On prend alors chaque jambe du fœtus avec la main qui lui correspond de nom. J'exprime cette idée par quatre lettres en contact deux à deux (*voyez* vis-à-vis 2). La lettre M qui se trouve au milieu signifie *membre* et *main* en même temps. *La main gauche doit saisir le membre gauche du fœtus, et la main droite le membre droit;* tirant ensuite parallèlement à l'axe du détroit supérieur, on attire successivement en bas 1° les jambes (1° J.) et 2° les cuisses (2° C.) (*voy.* vis-à-vis 3 la flèche dirigée en bas et les lettres J et C). Il faut, après cela, faire exécuter aux hanches un petit mouvement de rotation pour les mettre en rapport avec le diamètre cocci-pubien du détroit inférieur, et attirer en bas le siége (*voy.* vis-à-vis 4 les petites flèches qui se dirigent en sens inverse, la lettre H (hanche) et la flèche verticale ainsi que la lettre S (siége). Les flèches qui vont en sens inverse, et la lettre T qui se trouve au milieu et vis-à-vis le n° 5, indiquent qu'il faut faire exécuter au tronc du fœtus des mouvemens d'élévation et d'abaissement; l'inclinaison des flèches opposées montre, encore que ces mouvemens doivent être dirigés légèrement de l'aine gauche vers la cuisse droite de la mère, lorsque c'est une 1re, *et vice versâ* en 2e. Les quatre flèches et les signes 1re et 2e indiquent cette manœuvre. L'accoucheur doit ensuite procéder au dégagement des bras. Pour exprimer ces deux idées suivantes : *dégager les deux bras; dégager,* 1° *le bras de dessous et* 2° *le bras de dessus,* je tire une ligne horizontale, je place au-

dessus de cette ligne les lettres BR, et les mêmes lettres, au-dessous, j'ai alors le signe $\frac{BR}{BR}$ qui me donne
l'idée de *bras au-dessus* et *bras au-dessous ;* je place
à côté de ce signe un bonnet de liberté et le signe
1° derrière $\overline{BR}$, et le signe 2° derrière $\overline{BR}$, j'ai alors
la formule qui se trouve vis-à-vis le n° 6 qui me dit
qu'il faut don ner la liberté 1 au bras de dessous, 2° au
bras de dessus. On doit ici, avant d'entrer en action,
se conformer à l'idée donnée ci-dessus par le signe
situé vis-à-vis le n° 2. Pour tout précepte nous disons
ici à l'accoucheur d'opérer ce dégagement avec le
médius et l'indicateur, de manière à n'occasionner
ni fracture ni luxation du membre qui doit être dégagé. On opère ensuite le mouvement de flexion de
la tête. Pour cela, si la tête est en première, on introduit toute la main droite (celle sur laquelle doit re-
poser le tronc du fœtus) dans les parties génitales,
au-dessous du fœtus, et jusqu'à ce que les quatre doigts
portent sur la face, deux de chaque côté du nez (*voy*.
vis-à-vis le n° 7). La ligne A C représente l'axe du corps
du fœtus; le triangle O F M représente les dimensions des trois diamètres de la tête: occipito-frontal,
occipito-mentonnier et fronto - mentonnier. La flèche recourbée D partant du milieu du plan fron-
tomentonnier F M, pour aller aboutir au point
M', représente l'action de la main droite de l'accoucheur, qui rapproche le menton de la poitrine,
tandis que, de la main gauche (*voy*. la flèche G),
il pousse l'occiput de bas en haut et le [fait[arriver

au point o´; le triangle OFM a alors une nouvelle
direction, celle du triangle pointillé, et le diamètre occipito‑mentonnier (o´M) est à peu près
parallèle à l'axe AC du corps du fœtus. On attire ensuite la tête jusqu'au fond du petit bassin
(*voy.* la flèche verticale et le mot Tête). On imprime
ensuite le mouvement de rotation, les mouvemens
latéraux, et en dernier lieu on élève les mains pour
dégager la face. Ces trois mouvemens sont représentés par des signes, des abréviations situés vis-à-vis le
n° 8. Le premier mouvement est représenté par une
flèche recourbée; l'accoucheur doit ici porter sur
l'apophyse mastoïde droite, les deux doigts qui
étaient sur l'occiput et, sur le côté gauche du menton,
la main qui se trouvait auparavant sur la face; il fait
alors rouler l'occiput sous l'arcade du pubis, tandis
que la face va s'enfoncer dans la courbure du sacrum.
Le second mouvement est représenté par des zigzags
ou des lignes qui vont de droite à gauche, de gauche
à droite, et forment entre elles des angles très-aigus ;
enfin le mouvement d'élévation est exprimé en toutes
lettres (et Élever).

En résumé, on doit, dans la manœuvre des pieds
en première :

1° Saisir méthodiquement les pieds et les attirer en
bas et au dehors.

2° Prendre toujours chaque membre du fœtus
avec la main qui lui correspond de nom.

3° Attirer en bas les jambes et les cuisses, en tirant 1° sur les jambes, 2° sur les cuisses.

4° Faire exécuter aux hanches un mouvement de rotation, et attirer en bas le siége.

5₀ Élever et abaisser successivement le tronc, et un peu latéralement de droite à gauche (seconde) *et vice versâ*, en première.

6° La liberté aux deux bras, 1° à celui de dessous 2° à celui de dessus.

7° Fléchir la tête, en refoulant l'occiput avec la main gauche, et en rapprochant le menton, de la poitrine avec la main droite ; attirer la tête dans l'excavation du bassin.

8° Tourner, latéraliser la tête, et faire un mouvement d'élévation.

La manœuvre des pieds en seconde position se fait de la même manière, seulement les mouvemens se font en sens inverse.

Si un seul pied se présentait à la vulve, il faudrait le fixer avec un lacs et aller à la recherche de l'autre, pour terminer comme nous venons de le dire.

S'il existait deux fœtus on ferait double manœuvre.

Lorsque deux pieds se présentent à la vulve, l'accoucheur doit s'assurer, avant d'exercer aucune traction, si ces pieds appartiennent au même fœtus. Il faut, pour cela, qu'il porte sa main entre les pieds du fœtus, et qu'il l'élève jusqu'au haut des cuisses.

PRÉSENTATION DU SIÉGE AU DÉTROIT SUPÉRIEUR.

Même figure.A.

Lorsque le siége se présente au détroit supérieur du bassin, de manière que les membres inférieurs du fœtus soient tournés du côté gauche de la mère, on introduit méthodiquement la main droite dans les parties génitales (*voy.* la main et la lettre D), une petite flèche que l'on voit au poignet, et qui est dirigée de bas en haut, indique que l'accoucheur doit élever le siége au-dessus du détroit supérieur ; cette force change bientôt de direction pour se porter à droite du bassin de la mère ; une seconde petite flèche dont la pointe tourne à droite du bassin , et qui se trouve en travers du corps de l'enfant, indique ce changement de direction de force. Le refoulement opéré, on va à la recherche des pieds et l'on termine l'accouchement en deuxième des pieds. On fait la même manœuvre pour la seconde position ; on introduit seulement la main gauche dans les parties, et l'on refoule à gauche (*voy.* la direction des deux flèches et la main de l'accoucheur). On termine ici en première des pieds.

Lorsqu'on refoule à gauche , on doit incliner le fond de l'utérus à droite avec la main droite placée sur le ventre de la femme, *et vice versâ*, lorsqu'on refoule à droite. La main , la lettre qui lui correspond et la direction des flèches dans les deux positions différentes, indiquent suffisamment cette manœuvre.

Lorsque l'enfant se présente par le pelvis, ou détroit inférieur, on doit avoir recours au crochet à angle droit. Les membres inférieurs une fois dégagés par les tractions douces, uniformes et méthodiques de l'accoucheur, on termine comme nous avons dit pour les pieds.

La figure A que nous venons de décrire se trouve en entier représentée sur une branche du forceps, seulement elle est un peu plus petite, et dépourvue de quelques lettres inutiles.

PRÉSENTATION DU TRONC DU FOETUS DIAGONALEMENT EN TRAVERS.

Description de la furmule B.

La lettre D indique le côté droit du bassin de la femme, et la lettre G le côté gauche.

Supposons, au cercle qui se trouve au bas de la formule, le centre de l'excavation du petit bassin c b; élevons sur ce centre une perpendiculaire pointillée. Si, maintenant, nous représentons le corps du fœtus par une ligne s o, de manière que le point o, ou l'occiput, soit à gauche et à égale distance du centre du bassin que le point s, ou le siége de l'enfant; si le centre de son corps cc se confond avec l'axe du détroit supérieur, ou la perpendiculaire pointillée., la conduite de l'accoucheur doit varier selon les circonstances. Si l'accoucheur a un forceps à sa disposition ; s'il sait s'en servir , si la mère est en bon état, si les contractions de la matrice se soutiennent, il faut essayer de ramener l'occiput vers le centre du bassin avec la main droite, et laisser terminer le travail à la nature (*voy*. la flèche D); s'il survient, pendant le travail , quelque phénomène extraordinaire, on termine l'accouchement avec le forceps. Supposons maintenant que le cas inverse se présente du côté de la mère, du côté de la matrice et du côté de l'accoucheur; ce dernier doit refouler le siége à gauche avec la main gauche (*voy*. la petite flèche G qui, poussant à gauche le point s, fait prendre à la ligne so ou au corps du fœtus la position représentée par la ligne pointillée s' o'). L'accoucheur ramène alors le siége s vers le centre du bassin avec la main gauche (*voy*. la petite flèche A et les lettres MG (main gauche); et, saisissant méthodiquement les pieds , il termine l'accouchement en seconde).

Ce que nous disons ici est applicable à toutes les positions du fœtus arrivant diagonalement en travers. Il faut toujours commencer par le mouvement de refoulement. Lorsque l'occiput (o) est encore à gauche (3e ligne) , et est plus éloigné du centre du bassin que le siége (s) qui est à droite , il faut ici refouler à gauche et ramener le siége vers le centre du bassin. Le point s qui prend la direction de la

flèche A pour aller aboutir au centre du bassin, représente ce mouvement ; l'accoucheur doit encore dans
ce cas se servir de la main gauche M G et terminer
en seconde des pieds. 2ᵉ Si, maintenant, l'inverse se
présente (*voy.* la quatrième et la cinquième ligne),
l'accoucheur doit ramener vers le centre du bassin
l'extrémité du fœtus qui en est la plus rapprochée ;
ainsi, dans la quatrième et dans la cinquième ligne, il
raménera, dans le premier cas, le siége vers le centre
du bassin et terminera en première des pieds, et l'occiput, dans le second cas, en agissant avec la main
droite MD. (*voy.* la flèche B); l'accoucheur laissera
ensuite la terminaison du travail à la nature, si ses
forces sont suffisantes et s'il n'y a point d'accident fâ-
cheux ; dans le cas contraire, il viendra à son secours
à l'aide du forceps.

PRÉSENTATION DES BRAS A LA VULVE.

Même formule B.

Si l'enfant se présente en travers et offre un ou
deux bras à la vulve (*v.* la ligne 6) de manière que
l'occiput O soit à gauche, et les pieds P à droite, l'é-
paule au point E, et le bras suivant la direction de
la ligne E B qui passe par le centre C B pour aller
se présenter à la vulve, l'accoucheur doit placer un
lacs au poignet et aller à la recherche des pieds pour

terminer en seconde des pieds avec la main gauche
m G. Si le cas inverse se présente (v. la ligne 7), on
fait la même manœuvre avec la main droite m D, en
agissant comme si c'était une première des pieds.

On doit toujours commencer par placer un lacs
si un seul bras se présente, et deux lacs, un pour
chaque poignet, dans une double présentation.

En général, toutes les fois que l'une des extrémités
du fœtus se trouvera plus rapprochée que l'autre du
centre du bassin, c'est toujours cette extrémité qu'il
faut de préférence ramener au centre du bassin, à
moins, toutefois, qu'il n'y ait quelque phénomène
extraordinaire.

Lorsque, au contraire, les deux extrémités sont à
égale distance, la conduite de l'accoucheur doit varier selon le scirconstances.

Toutes les fois que celle des extrémités du fœtus
que l'on veut ramener au centre du bassin, est à
gauche de la mère, c'est la main droite qu'il faut
introduire de préférence dans les parties.

Toutes les fois, au contraire, que l'extrémité de
l'enfant qu'on veut ramener, est à droite, c'est de
la main gauche qu'on doit manœuvrer.

La figure que nous venons de décrire se trouve
en petit sur la même branche que la figure A. Elle
est dirigée dans le sens de la longueur du manche,
le mouvement de refoulement n'y est pas exprimé
pour ne pas embrouiller la figure.

PRÉSENTATION DU PLAN DORSAL   FOETUS.

Description de la formule C.

Lorsque le fœtus se présente par le dós, que la tête soit à gauche et le siége à droite de la femme, ou bien que la tête soit à droite et le siége à gauche, la manœuvre est toujóurs la même ; seulement, dans le premier cas, on introduit la main gauche dans les parties, et dans le deuxième cas la main droite.

Je représente le tronc de l'enfant par un solide (un parallèlipipède) ; supposons maintenant que la tête ou l'occiputo soit à gauche, et le siége s à droite du bassin ; le plan A C D B correspondra au ventre du fœtus et sera en haut, le plan opposé G E F H correspondra au dos et sera en bas, la surface A E F B indiquera le côté droit de l'enfant et sera en arrière, et la surface C G H D indiquera le côté gauche et sera en avant. Le centre du bassin se trouve représenté aux lettres C B ; la ligne pointillée qui se trouve au-dessus indique la direction de l'axe du détroit supérieur ; cet axe va aboutir au dós de l'enfant.

Dans cette position, l'accoucheur doit introduire méthodiquement la main gauche M G dans les parties, saisir avec sa main le point N du plan latéral droit du fœtus, et, faisant tourner d'arrière en avant tout le solide sur son axe horizontale S O, il doit ramener ce point N au point N', les plans correspondans auront alors changé de place ; le dos sera en haut, le ventre en bas, le plan latéral droit en avant, et le plan latéral gauche en arrière; l'accoucheur se conduit alors comme dans une simple présentation diagonale du tronc; mais le plus souvent, il doit aller à la recherche des pieds et terminer en deuxième position.

Si maintenant la tête o′ est à droite et le siége s′ à gauche, l'accoucheur fera la même manœuvre; mais avec la main droite il devra ramener le point x au point x′ (voy. la direction des deux flèches recourbées et les lettres M G et M D qui correspondent à chacune et qui portent le nom de la main qui agit; nous avons mis à côté de la lettre D un petit accent, (D′) pour signifier que la main droite doit agir lorsque le fœtus a la position du solide o′ s′. Avec cette distinction l'œil saisit de suite quelle est la main qui convient à la position s o; quelle est celle qui convient à la position o′ s′; ce moyen nous dispense de faire un solide pour chaque position).

Ces deux positions du dos étant très-rares, on peut se dispenser de faire graver cette figure; nous la mettons cependant, et, pour abréger davantage nous l'avons placée, dépourvue de quelques lettres, au sommet de la figure B située sur le manche de la branche du forceps, parce qu'à la rigueur, ces deux formules n'en devraient former qu'une seule.

PRÉSENTATION DU TRONC DIRECTEMENT EN TRAVERS.

Description de la formule D.

Le centre du bassin est représenté par le cercle c ʙ ; la ligne pointillée ɴ ʀ nous donne la direction de l'axe du bassin ; la lettre ᴘ correspond au pubis et la lettre s correspond à la base du sacrum ; les deux grandes flèches s o et o′ s′ représentent les deux positions principales du fœtus. Ces deux flèches sont coupées à angle droit par l'axe ɴ ʀ.

Lorsque la tête du fœtus ou l'occiput o correspond au pubis ᴘ et le siége s au sacrum, lorsque le tronc de l'enfant a la direction de la flèche s o, ou bien lorsque le tronc de l'enfant a une direction tout-à-fait opposée, celle de la flèche s′ o′, l'accoucheur a la faculté d'introduire l'une ou l'autre main (ᴍ ᴅ ou ᴍ ɢ); seulement, s'il veut ramener à gauche du bassin l'extrémité du fœtus qui correspond au sacrum, il doit introduire la main droite ᴍ ᴅ, et la main gauche ᴍ ɢ dans le cas contraire. Le fœtus tourne alors (*voy.* les petites flèches), d'arrière en avant, de gauche à droite ou de droite à gauche, selon la main de l'accoucheur, et vient prendre la direction des flèches pointillées ; on se conduit ensuite comme dans une simple position diagonale du tronc (*voy.* fig. B et C).

Les quatre formules que nous venons de décrire se trouvent en petit sur la même surface du manche.

ACCOUCHEMENT ANORMA CÉPHALIQUE.

Description de la formule E ; version des pieds.

La tête peut être arrêtée au détroit inférieur ou au détroit supérieur du bassin. Dans le 1ᵉʳ cas, que la tête ait ou non franchi le col de la matrice, il faut avoir recours au forceps ; nous parlerons plus bas de ces positions.

Au détroit supérieur, bien qu'il soit quelquefois plus avantageux d'avoir recours au forceps, cependant, on doit presque toujours terminer l'accouchement avec la main seule, en allant à la recherche des pieds.

Les quatre positions principales de la tête peuvent ici, comme nous l'avons dit pour les pieds, les genoux et le siége, se réduire à deux seulement, l'une droite et l'autre gauche.

La direction du fœtus est représentée par une flèche recourbée et dirigée de haut en bas ; le point o correspond à l'occiput et à la tête en général, le point s au siége ; le point p représente le membre postérieur, et le point a le membre antérieur ; le centre du détroit supérieur du bassin se trouve au cercle c. b.

Si nous supposons maintenant l'occiput à droite du bassin ainsi que le dos du fœtus, l'accoucheur intro-

duira la main droite dans les parties (*voy.* la direction de la petite flèche et la lettre D), refoulera la tête
ou l'occiput o vers la fosse iliaque droite (FOSSE I.D),
au point o′ parcourra en deuxième lieu et avec la
même main tout le côté droit et postérieur du foetus (ligne pointillée), ira dégager le membre postérieur P et l'entraînant au dehors (*voy.* la petite
flèche verticale), il l'attachera avec un lacs. L'accoucheur ira rechercher le membre antérieur A, l'entraî-
nera en bas comme l'autre et terminera l'accouchement en première des pieds (*v.* 1.ᵉ). Au moment du
refoulement, l'accoucheur doit appliquer sa main
gauche sur le ventre de la mère, pour rapprocher
l'extrémité pelvienne du centre du bassin. (*V.* la
main et la petite lettre G qui se trouve au poignet.)

Si maintenant l'occiput est à gauche ainsi que le dos,
on fait la même manœuvre avec la main gauche ; on
refoule la tête vers la fosse iliaque gauche F I G au
point o″, et l'on termine en seconde des pieds 2ᵉ.
Dans cette position, la main droite doit être appli-
quée sur le ventre pendant le refoulement. (*V.* la
main et la petite lettre D.).

Si la tête était en directe, on introduirait l'une ou
l'autre main et l'on ferait la même manœuvre ; on
refoulerait à gauche avec la main gauche et l'on terminerait en deuxième des pieds, ou bien, à droite
avec la main droite, et l'on terminerait en première ;
il n'existe encore ici qu'une seule et même manœuvre ;
puisqu'on fait du côté droit ce qu'on fait du côté

gauche, la formule E se trouve en petit sur l'autre branche du forceps.

Puisque les deux manœuvres sont ici les mêmes, nous n'en mettons qu'une seule en entier sur la branche du forceps, celle que l'on fait avec la main droite.

Si la tête tendait à s'engager au détroit supérieur, et s'opposait ainsi à l'extraction du tronc et des membres, on la refoulerait avec la main opposée à celle qui aurait poussé la tête dans l'une des fosses iliaques, tandis que de l'autre on tirerait sur les extrémités.

MOUVEMENS DE LA MANŒUVRE A L'AIDE DU FORCEPS.

L'expérience journalière prouve que la manœuvre à l'aide du forceps s'oublie avec la plus grande facilité; à qui la faute? A la méthode vicieuse d'enseignement; en effet, on commence par exposer la manœuvre des deux positions directes, la tête arrivant par son sommet; on procède pour cela à l'application méthodique des branches, puis on fait exécuter à la tête un certain ordre et une certaine quantité de mouvemens; cela fait, on passe aux positions diagonales, qui s'étendent de la cavité cotyloïde droite à l'articulation sacro-iliaque gauche; les deux positions terminées, on s'occupe des deux autres positions qui se trouvent sur l'autre diagonale. On revient aux positions directes, la tête se présentant par la face; puis aux diagonales; on reprend les positions directes, la tête arrivant par sa base, et l'on s'occupe ensuite des positions diagonales. Ce passage réitéré des positions directes aux positions diagonales, des positions diagonales aux positions directes, est la cause unique qui fait oublier la manœuvre à l'élève, parce qu'à chaque instant il voit faire une introduction variée des branches du forceps, parce qu'à chaque instant il voit exécuter une quantité variée de mouvemens et dans un ordre différent. Voulez-vous rendre la connaissance de la manœuvre permanente ; commencez par faire toutes les positions directes de la tête, celle-ci arrivant par son sommet, par sa face et par sa base, l'élève voyant toujours faire la même application des branches et le même ordre ainsi que la même quantité de mouvemens dans les six positions directes au détroit supérieur (sauf un petit mouvement d'élévation que l'on fait subir à la face lorsque celle-ci se présente), l'élève, dis-je, se dira : « Je n'ai qu'à me rappeler la manœuvre d'une position directe, et je les connais toutes. » Il tiendra le même raisonnement pour les positions diagonales, si vous les faites toutes marcher ensemble, et il verra alors de ses propres yeux (car il n'est pas tenu de croire, il faut qu'il voye), que toute la manœuvre consiste dans la connaissance d'une position directe au détroit supérieur , et d'une position diagonale au même détroit.

Les mouvemens qui composent toute la manœu-vre, sont, d'après le calcul, au nombre de cent qua-rante-six , ils sont tous la répétition des cinq mou-vemens fondamentaux suivans :

1° Elévation ;

2° Diagonalisation ;

3° Attraction ;

4° Rotation ;

5° Latéralisation.

Un signe particulier a été imaginé pour chaque mouvement fondamental ; on pourrait ajouter encore un sixième mouvement qui porterait le nom de *libé-ration* , parce qu'il sert à dégager la tête, à la mettre entièrement en liberté.

6° Libération , $\begin{cases} 1° \text{ par elévation du forceps,} \\ 2° \text{ par attraction ou abaissement,} \end{cases}$

Le forceps doit être introduit quarante fois si l'on veut parcourir toute la manœuvre, et comme cha-que introduction est composée de quatre mouve-mens , un pour chaque main et un pour chaque branche , en multipliant quarante par quatre, nous trouvons cent soixante mouvemens qui, joints à cent quarante-six , nous donnent 306 mouvemens. Je ne suis nullement étonné, si , avec la méthode qu'on suit dans les cours publics et payans pour exposer tous ces mouvemens , l'élève ne peut pas retenir la

manœuvre seule du forceps pendant une quinzaine,
plusieurs l'ont oubliée le lendemain.

RÈGLES CONCERNANT L'APPLICATION DU FORCEPS.

Il n'existe que trois applications différentes du
forceps, savoir : une en position directe et une pour
chaque diagonale du bassin. (*Voy.* La formule f
planche II.)

Le forceps ne doit jamais être appliqué sans une
nécessité bien reconnue.

Dans la pratique des bons accoucheurs, le forceps
n'est guère employé qu'une fois sur deux cents accouchemens. (Velpeau.)

Le forceps convient principalement dans les cas
d'inertie de l'utérus, dans l'étroitesse du bassin;
lorsque la tête est trop volumineuse, qu'elle est enclavée; enfin le forceps est indispensable dans certaines circonstances, où quelque accident grave force
de terminer l'accouchement plus promptement que
ne le ferait la nature, tels que l'hémorragie, l'éclamp-
sie, la rupture de l'utérus, l'adynamie du côté de la
mère, etc.

On doit porter à l'avance dans les parties de la
femme la main qui ne tient pas le manche de l'ins-

trument , pour s'assurer du point sur lequel la cuiller doit être placée, pour servir de guide à la branche, et surtout pour préserver le vagin et la matrice de toute espèce de lésion.

Le forceps ne doit être appliqué que sur la tête du fœtus seulement. Cette application peut être faite aux deux détroits, le fœtus arrivant par l'une ou par l'autre de ses extrémités. On ne doit l'introduire dans la matrice qu'autant que l'orifice est suffisamment dilaté.

Autant que possible l'instrument doit saisir la tête par les parties latérales, et dans le sens du diamètre occipito-mentonnier.

Il faut faire chauffer le forceps en hiver seulement, et l'enduire d'un corps gras qui en facilite l'entrée.

On doit tirer dans la direction des axes, toujours avec douceur, jamais avec précipitation ni par secousses, etc. (*Voy*. Hatin et autres auteurs pour de plus longs détails).

ACCOUCHEMENT ANORMAL CÉPHALIQUE.

Manœuvre à l'aide du forceps. Description de la formule F.

La ligne courbe qui environne notre formule représente le contour du détroit supérieur; les lettres D et G indiquent le côté droit et gauche du bassin de la mère. Le point s correspond à la base du sacrum et le point p au pubis. La ligne s p représente le diamètre antero-postérieur du bassin. Les lettres c. c. d et c. c. g signifient *cavité cotyloïde droite et gauche*, les letres a d et a g signifient *articulation sacro-iliaque droite et gauche*, les deux lignes qui joignent les articulations avec les cavités nous représentent les diamètres obliques du bassin. La ligne d g indique le diamètre transversal. Les lignes courbes qui se trouvent au nombre de deux sur chaque diamètre, nous donnent une idée de la forme de l'occiput. Le point o qui se trouve en dedans de chaque ligne courbe, indique la position de l'occiput; nous reviendrons bientôt sur la signification des signes $\frac{1}{2}$ et $\frac{2}{1}$ placés sur chaque diagonale. Nous parlerons aussi dans son lieu, de l'abréviation qui se trouve sur le diamètre transversal.

POSITIONS DIRECTES DE LA TÊTE.

Dans cette manœuvre, que l'occiput se trouve vers la base du sacrum (*voy*. o), et par conséquent le front au pubis, ou bien l'inverse, l'occiput au pubis (*voy*. o), et le front au sacrum, il faut toujours 1° introduire la branche gauche de la main gauche, 2° la branche droite de la main droite (1° b g, m g. 2° b d, m d). La même règle s'applique aux deux

détroits, de quelque manière que la tête se présente,
par le sommet, par la face ou par la base.

EXPLICATION DES SIGNES QUI INDIQUENT EN ABRÉGÉ LES MOUVEMENS DIVERS DE LA MANOEUVRE DANS TOUTES LES POSITIONS DIRECTES.

On voit au haut du manche es lettres P D et D S
qui signifient *positions directes au détroit supérieur*,
la flèche qui se trouve en dessous et qui est dirigée
de bas en haut et monte en serpentant, indique la
force que fait l'accoucheur pour refouler la tête au-
dessus du détroit supérieur en lui imprimant de légers
mouvemens latéraux; les deux lignes qui se coupent
et qui simulent les diagonales d'un parallélogramme,
indiquent que la tête doit être placée en diagonale.
La flèche qui se trouve au-dessous du parallélogramme
et qui est dirigée de haut en bas, représente la force
que fait l'accoucheur en attirant la tête dans l'excavation du bassin; la flèche recourbée que l'on voit
ensuite, indique le mouvement de rotation que l'on
doit imprimer à la tête pour ramener l'occiput sous
l'arcade du pubis. Le signe qui suit signifie les mouvemens latéraux que l'accoucheur doit faire exécuter
à la tête; enfin le dernier signe a à peu près la même

forme que celui que nous avons adopté à la manœuvre des pieds ; il indique que l'on doit élever l'instrument, lorsque l'occiput se trouve en dessus ou en
haut (position occipito-pubienne) et baisser le même
instrument, lorsque la tête venant en position occi-
pito-sacrée, l'occiput se trouve en bas $\left(\begin{smallmatrix} \text{E.} & \text{O C} \\ \text{B.} & \overline{\text{O C}} \end{smallmatrix}\right)$. On
doit opérer ce mouvement d'élévation ou d'abaisse-
ment pour dégager la face. La lettre E $=$ élever , B.
$=$ baisser et o c. $=$ occiput.

Détroit inférieur D. I.

Lorsque la tête se trouve en directe au détroit inférieur, on fait seulement des mouvemens latéraux , et
l'on élève ou l'on baisse l'instrument, selon que l'occiput se trouvera en-dessus et en haut, position occipito-
pubienne, ou bien en dessous et en bas, position occi-
pito-sacrée. (*V.* les signes.)

En résumé, on doit dans toutes les directes du détroit supérieur, 1° refouler ; 2° diagonaliser ; 3° attirer
en bas ; 4° tourner ; 5° latéraliser la tête de l'enfant, et
6° élever ou baisser l'instrument selon que l'occiput se trouvera en haut ou en bas.

Au détroit inférieur on doit, 1° latéraliser , et
2° élever ou baisser l'instrument selon que l'occiput
se trouvera en haut ou en bas. (*V.* les deux signes.)

POSITIONS DIAGONALES AU DÉTROIT SUPÉRIEUR.

Explication de la diagonale AD. C. C. G.

Que l'occiput (o) se trouve vers l'articulation sacro-iliaque droite (A D), et le front dirigé vers la cavité cotyloïde gauche (cc. G), ou bien que l'inverse de cette position se présente, que la tête, en un mot, arrive en première ou en troisième, c'est toujours, 1° la branche droite qu'il faut introduire de la main droite; 2o la branche gauche de la même main. (1° B D, M D. 2° B G, MD.) Le signe $\frac{1}{2}$ signifie que la deuxième branche doit passer au-dessous de la première; le nombre 1 représente la première branche, et le nombre 2 la seconde; la petite ligne qui sépare ces deux petits nombres 1 et 2 sert à nous faire distinguer le dessus du dessous.

Dans la seconde diagonale A G. C C D, on commence par introduire la branche gauche de la main gauche, et en second lieu, la branche droite de la même main (1° B G, M G. 2° B D, M G.); mais ici, l'accoucheur doit avoir soin de faire passer la seconde branche au-dessus de la première ($\frac{2}{1}$).

Version des Pieds.

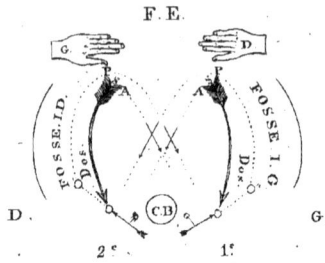

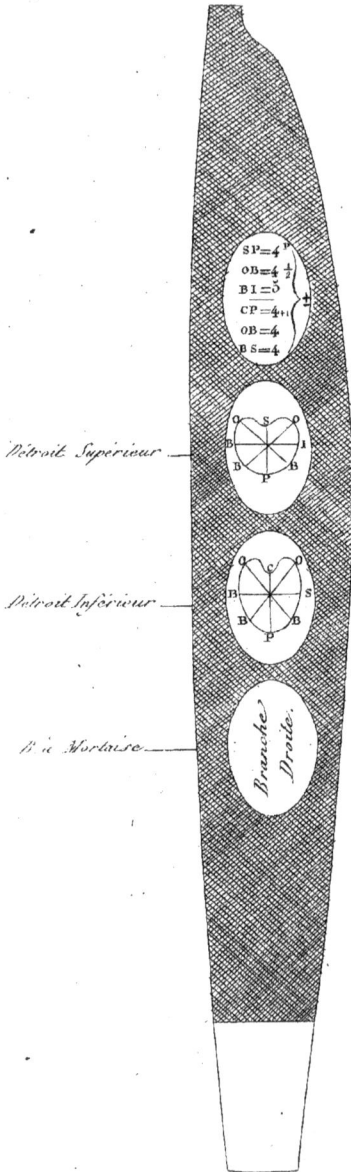

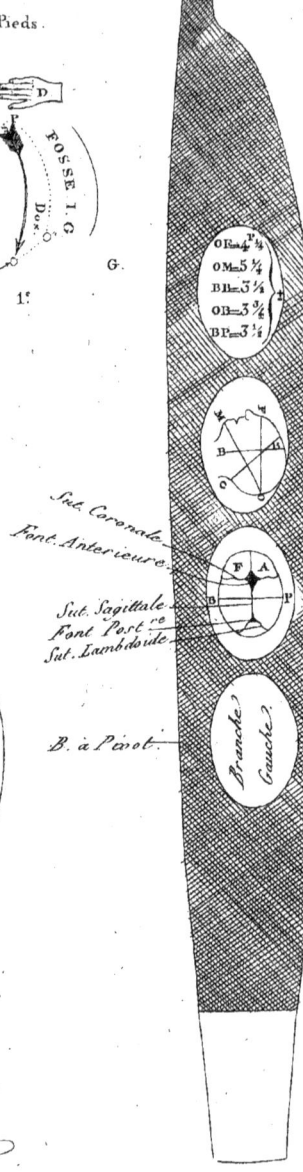

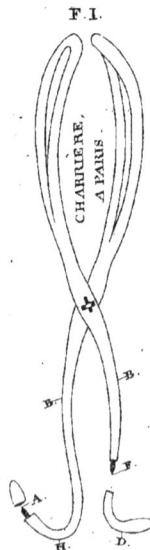

F. E.

FOSSE. I.D.

FOSSE. I. G.

Dos.

Dos.

G.

D.

D.

G.

C.B.

2ᵉ

1ᵉ

$SP=4$

$OB=4\frac{4}{7}$

$BI=5$

$CP=4$

$OB=4$

$BS=4$

$OB=4\frac{4}{4}$

$OM=5\frac{4}{4}$

$BI=3\frac{4}{4}$

$OB=3\frac{3}{4}$

$BP=3\frac{4}{4}$

Détroit Supérieur

Détroit Inférieur

B. à Mortaise

Détroit Supérieur

Sut. Coronale.

Font. Anterieure.

Sut. Sagittale

Font Post.ᵉ

Sut. Lambdoïde.

Branche Droite.

Branche Gauche.

B. à Pivot.

F. I.

CHARRIERE, A PARIS.

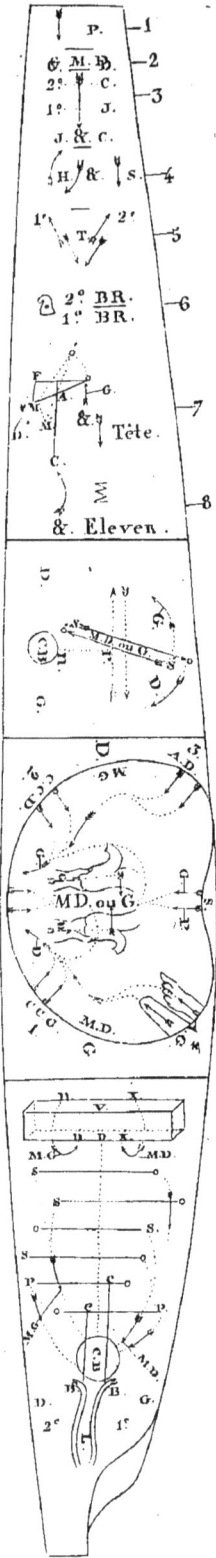

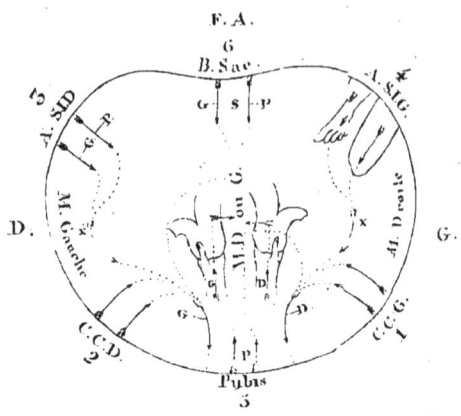

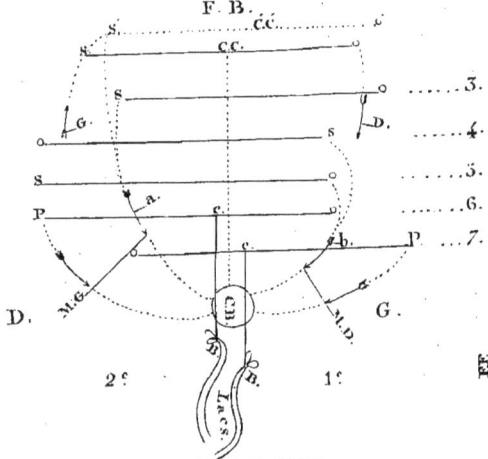

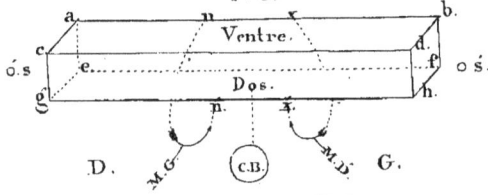

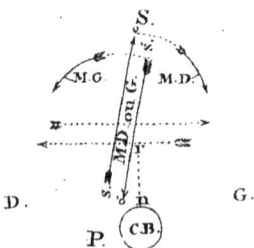

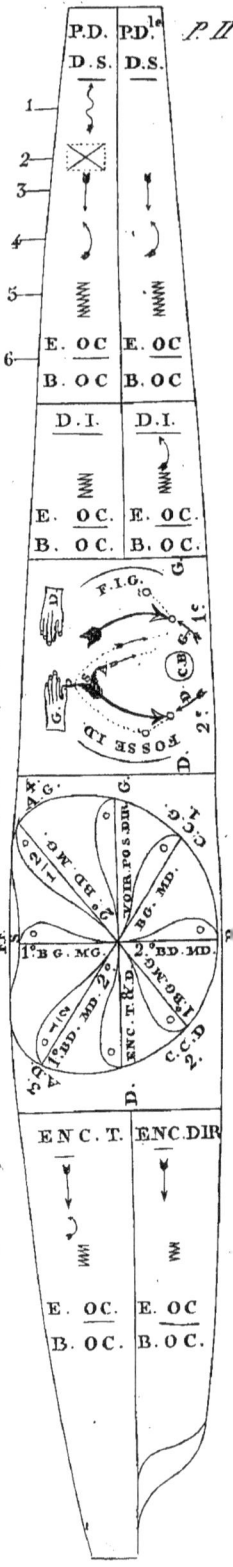

MANOEUVRE DE TOUTES LES POSITIONS DIAGONALES.

Positions diagonales au détroit supérieur (P. D^le. DS.

Les deux premiers mouvemens des positions direc‑
tes étant nuls, l'accoucheur doit ici (*voy.* les signes),
3° attirer la tête dans l'excavation du bassin (flèche
dirigée en bas); 4° lui faire exécuter son mouvement
de rotation; 5° mouvemens latéraux; 6° élever ou
baisser l'instrument selon que l'occiput est en haut ou
en bas $\left(\begin{smallmatrix} \text{E.} & \dfrac{\text{O C}}{\text{O C}} \\ \text{B.} & \end{smallmatrix}\right)$.

Au détroit inférieur (D. I.)

Trois mouvemens : 1° rotation; 2° mouvemens la‑
téraux; 3° élévation ou abaissement de l'instrument
selon la position de l'occiput $\left(\begin{smallmatrix} \text{E.} & \dfrac{\text{O C}}{\text{O C}} \\ \text{B.} & \end{smallmatrix}\right)$.

Position de la face.

Dans les positions de la face, l'application du for‑
ceps se fait de la même manière que dans les positions
du sommet de la tête; ainsi, par exemple, si la face
se présente en première ou en troisième sur la dia‑
gonale A D. C C G, l'application du forceps se fait
comme l'indiquent les lettres qui se trouvent sur cette
diagonale; seulement l'accoucheur doit ici refouler la

4

tête pour la rendre plus mobile; glissant ensuite toute la main gauche en dessous des cuillers et jusque sur les côtés du nez, on fait basculer la tête en refoulant la face de bas en haut et rapprochant le menton du sternum. Pour faciliter ce mouvement, l'accoucheur a besoin de diminuer un peu le rapprochement des deux branches du forceps ; les cuillers se trouvant alors en rapport avec le diamètre occipito-mentonnier, l'accoucheur termine comme nous l'avons dit ci-dessus.

Lorsque la face se présente en première ou en troisième, l'accoucheur doit, après avoir introduit les branches, faire basculer la tête avec la main gauche.

Dans la deuxième et quatrième position, il doit opérer ce mouvement avec la main droite.

Dans les positions directes de la face, il a la faculté de faire basculer la tête avec l'une ou l'autre main. Lorsque le tronc du fœtus est en dehors et qu'on est obligé de terminer l'accouchement avec l'instrument mousse, l'application du forceps se fait de la même manière. Quant aux mouvemens de la manœuvre, ils sont aussi les mêmes, puisque c'est un même corps qu'on doit faire sortir d'une même ouverture; seulement dans l'application des branches, l'accoucheur doit faire relever et soutenir le tronc par un aide. Toute la manœuvre est donc réduite à la connaissance d'une seule position diagonale et d'une position directe au détroit supérieur.

ENCLAVEMENT DE LA TÊTE. F.F.

Lorsque la tête est enclavée, qu'elle le soit directement ou transversalement, l'application du forceps se fait toujours comme si l'on avait une position directe de la tête (ENC. T et D voir POS. DIR.) *Enclavement transversal et direct*, voy. *les positions directes* pour l'application du forceps.

Enclavement direct (ENC. DIR.)

Même manœuvre dans les deux positions, l'occiput se trouvant en rapport avec le pubis et le front avec le sacrum, ou bien l'inverse, l'occiput au sacrum et le front au pubis. Après avoir appliqué les branches comme dans les positions directes, l'accoucheur tire la tête en bas. (*V.* la flèche dirigée de haut en bas.) On fait ensuite exécuter à la tête des mouvemens latéraux, et on termine ensuite comme l'indique le troisième signe $\left(\begin{smallmatrix} \text{E. O C} \\ \hline \text{B. } \overline{\text{O C}} \end{smallmatrix}\right)$,

ENCLAVEMENT TRANSVERSAL (ENC. T.)

Même figure F.

La tête peut présenter encore ici deux positions. L'occiput peut être à droite ou à gauche du bassin ;

dans l'une et dans l'autre position les bosses parié‐
tales correspondent et sont comprimées, l'une par la
base du sacrum, et l'autre par le pubis. L'accoucheur
applique les branches du forceps comme dans les po‐
sitions directes. Une des cuillers correspond à l'occi‐
put, et l'autre à la face. Le nez du fœtus doit passer
par la fenêtre de la cuiller. On attire la tête dans l'ex‐
cavation du bassin (*voy.* la flèche dirigée de haut en
bas), on lui fait exécuter son mouvement de rotation
et l'on termine ensuite, comme nous l'avons déjà dit
plusieurs fois, c'est-à-dire en faisant des mouvemens
latéraux, et en dernier lieu en élevant ou en bais‐
sant l'instrument (*voy.* les signes).

QUELQUES MOTS SUR LES CROCHETS-MOUSSES.

Lorsque les mains seules ne sont point suffisantes
pour l'extraction du fœtus, on se sert des crochets‐
mousses que l'on place dans le pli de certaines
articulations. Celui à angle droit est réservé pour
l'aine et le jarret ; celui qui présente une ligne
courbe est appliqué avec avantage au-dessous du creux
de l'aisselle.

Il convient, avant de procéder à leur application,

de s'assurer de l'articulation , et de diriger ensuite l'instrument avec l'indicateur de l'une des mains. Une fois placés , les crochets-mousses représentent les extrémités sur lesquelles ils se trouvent appliqués. Ils doivent être saisis, chacun avec la main qui corres‑ pond de nom à l'extrémité qu'il embrasse. On doit appliquer les crochets : 1° lorsque la tête ayant franchi la vulve , les épaules se trouvent retenues au passage, et les doigts sont insuffisans pour en faire l'extraction. il faut, dans ce cas , saisir avec l'instrument l'aisselle qui se trouve en arrière, avec l'indicateur de la main libre , l'aisselle de dessus, et tirer de manière à mettre les bras en liberté.

2° Lorsque le fœtus se présente par les genoux au détroit inférieur , et que l'accouchement ne peut être abandonné à la nature , on place le crochet droit dans le pli du jarret qui est au-dessus, on introduit l'indicateur de l'autre main en-dessous de l'autre jar‑ ret et on exerce sur les deux jarrets les tractions néces‑ saires pour attirer les jambes en dehors. On termine en‑ suite comme dans une simple présentation des pieds.

Lorsque, enfin , le fœtus se présente par le siége au détroit inférieur et que les forces de la nature sont insuffisantes , on place dans le pli de l'aine qui est endessus le crochet à angle droit , on introduit l'indi‑ cateur de l'autre main dans le pli de l'aine qui est en‑ de-ssous, et, exerçant de légères tractions, l'accou‑ cheur attire le siége au-dehors et termine ensuite l'accouchement comme nous l'avons indiqué.

COROLLAIRES TOKOLOGIQUES ANORMAUX.

De tout ce que nous venons de dire relativement à la manœuvre, nous pouvons tirer les corollaires sui-vans :

1° Il n'existe qu'une seule manœuvre des pieds, puisqu'on fait en seconde position des pieds, les mêmes mouvemens qu'en première position.

2° Les six positions principales de la tête qui ré-clament la version des pieds, demandent la même manœuvre; seulement les mouvemens se font en sens inverse. En conséquence, nous ne devons recon-naître qu'une seule version des pieds.

3° Toutes les positions du tronc sont réduites à deux manœuvres, l'une droite et l'autre gauche; et comme dans les deux manœuvres, on doit remplir les mêmes indications, nous n'admettons encore ici qu'une seule manœuvre du tronc.

4° Nous ne reconnaissons qu'une seule application des branches du forceps pour toutes les positions di-rectes de la tête; que celle-ci se présente par son som-met, par sa face ou par sa base.

5° Nous ne trouvons qu'une seule et même appli-cation des branches de l'indicateur pour toutes les po-sitions céphaliques situées sur la diagonale qui s'étend de l'articulation sacro-iliaque gauche à la cavité co-tyloïde droite.

6° Nous ne trouvons encore qu'une seule et même

application des branches pour toutes les autres positions qui se présentent sur la diagonale qui part de
l'articulation sacro-iliaque droite à la cavité cotyloïde
gauche.

7° Il n'existe qu'une seule et même manœuvre
pour toutes les positions directes de la tête, arrêtée
au détroit supérieur du bassin (sauf un petit mouvement de bascule lorsque la face se présente).

8° Il n'existe qu'une seule et même manœuvre pour
toutes les positions diagonales au même détroit.

9° Une seule et même manœuvre pour les deux positions de l'enclavement direct.

10° Enfin une seule et même manœuvre pour les
deux positions de l'enclavement transversal.

TABLEAU SYNOPTIQUE DES COROLLAIRES.

Manœuvre :

1° Des pieds. . . . . $=$ 1
2° De la version des pieds. . . . . $=$ 1
3° Des positions du tronc. . . . . $=$ 1
4° Des directes de la tête , détroit supérieur. $=$ 1
5° De toutes les diagonales, id. . . . . . . $=$ 1
6° De l'enclavement direct. . . . . $=$ 1
7° De l'enclavement transversal. . . . . . . $=$ 1

Application du forceps :

1° En directe. . . . . $=$ 1
2° Sur la diagonale A. D. C. C. G. . . . . $=$ 1
3°   id.   A. G. C. C. D. . . . . $=$ 1

Toutes les espèces de manœuvres sont réduites à l'unité.

Toutes les espèces d'application du forceps sont également réduites à l'unité.

On voit, d'après ce tableau synoptique, qu'avec du temps et de la réflexion, il nous a été possible de faire graver sur notre forceps un petit manuel d'accouchement.

En terminant cette brochure, nous annonçons à nos lecteurs que notre petit travail est un résumé de la manœuvre des accouchemens. Dans l'espace de deux heures, on peut se mettre au courant de tous les cas qui sont susceptibles de se présenter dans un accouchement anormal, excepté les cas très-rares qui réclament l'emploi des instrumens tranchans.

Quant à ceux qui nous auront bien compris, ils n'auront besoin, pour parvenir au même but, que de jeter un regard sur nos formules tokologiques.

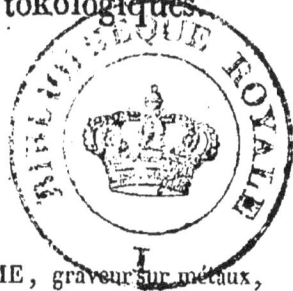

Nota. S'adresser pour la gravure à M. LEFERME, graveur sur métaux, place Dauphine, n° 10.

Imprimerie de DUCESSOIS, quai des Augustins, 55.

www.ingramcontent.com/pod-product-compliance
Lightning Source LLC
Chambersburg PA
CBHW050525210326
41520CB00012B/2440